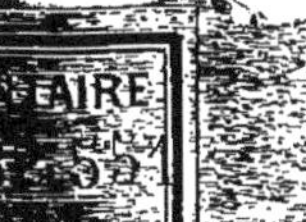

LE Dr GEORGES PENNETIER

LES MICROSCOPIQUES

(Extrait des Actes du Muséum d'Histoire Naturelle de Rouen, 1866)

ROUEN
IMPRIMERIE CH.-F. LAPIERRE ET Cie
RUE SAINT-ÉTIENNE-DES-TONNELIERS, 1er

1865

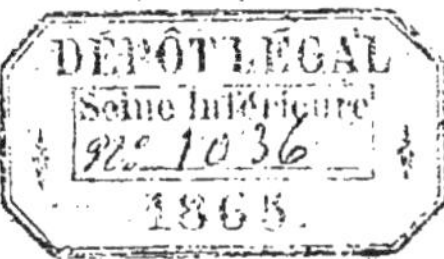

LE Dr GEORGES PENNETIER

LES MICROSCOPIQUES

(Extrait des Actes du Muséum d'Histoire Naturelle de Rouen 1865)

ROUEN
IMPRIMERIE CH.-F. LAPIERRE ET Cie
RUE SAINT-ÉTIENNE-DES-TONNELIERS, 1er

1865

LES MICROSCOPIQUES

Au-delà du monde visible il est toute une classe d'êtres vivants dont le microscope seul nous révèle l'existence et qui, nous montrant la vie dans ses formes les plus simples, sont les plus aptes à nous en dévoiler le mystère.

Pour les microscopiques, la goutte d'eau est un globe, la bulle d'air une atmosphère et là, pourtant, respirent, se recherchent ou se combattent, aiment et meurent ces infiniments petits de la nature vivante.

A toutes les époques géologiques, les infusoires ont joué un rôle immense. Les recherches d'Ehrenberg en ont démontré la présence dans la silice de l'Ile-de-France, le silex pyromacque, le tripoli, la farine fossile de Santa-Fiora; l'humus des environs de Berlin en est tout entier composé, leurs nombreuses espèces vont même jusqu'à former des montagnes. On les rencontre sous tous les climats, au fond de la mer comme au sommet des monts les plus élevés; ils constituent, en un mot, un des éléments principaux du globe.

La découverte de ces animaux remonte à celle du microscope. Hartzoeker et Leuwenhoek sont, en effet, les premiers qui en aient révélé l'existence. On leur donne généralement le nom d'infusoires, de protozoaires, de microzoonites ou de microzoaires.

Etudiée pour la première fois avec soin par F. Muller, l'anatomie des *microscopiques*, comme les appelait Bory Saint-Vincent et que Buffon considérait comme une simple matière animée, sans organisation intérieure, est aujourd'hui fort compliquée. Il s'en faut de beaucoup cependant que nous possédions sur tous des notions aussi étendues, il en est même dont la nature végétale ou animale est encore douteuse et pour lesquels Bory-Saint-Vincent avait créé provisoirement son *règne psychodiaire*.

Pour MM. Claparède et Lachmann, le signe le plus certain de l'animalité d'un microscopique, consiste dans « l'existence d'un cœur et l'ingurgitation spontanée et direce de substances dans l'intérieur du corps par une ouverture buccale ; » aucun organe de ce genre n'ayant jusqu'alors été aperçu dans un organisme franchement végétal, c'est pourquoi, malgré l'autorité de de Siebold (1), ils considèrent les *monades*, par exemple, comme des animaux et, par contre, laissent les *diatomacées* et les *desmidiacées* parmi les végétaux. A la vérité, Cohn étend aux deux règnes la présence de la vésicule contractile, mais rien ne justifie son assertion, et nous persistons à regarder comme exclusivement animal, un organe que nous considérons comme un cœur.

Successivement envisagés comme des êtres organiques parfaits ou comme dépourvus plus ou moins complétement des attributs ordinaires de l'animalité, les infusoires ont donné lieu à des travaux fort remarquables.

(1) Siebold. Manuel d'Anatomie comparée, Paris, 1850.

A l'aide d'infusions colorées, Ebremberg découvrit qu'un grand nombre de ces animalcules que l'on croyait composés d'un tissu homogène, possédaient des estomacs multiples et parfois nombreux. Mais à côté de la théorie de la *polygastricité* entrevue d'abord par Gleichen (1) et défendue ensuite avec un si rare talent par le micrographe de Berlin (2), s'éleva celle du *Sarcode* qui ne voit plus dans les microscopiques qu'une substance homogène, sans tégument et regarde comme de simples vacuoles sans continuité ce que son aînée avait pris pour des poches stomacales. Selon Dujardin (3), en effet, il n'existerait, à l'exception d'une ouverture buccale, aucune trace d'organes digestifs; mais les aliments, attirés vers cet orifice par le mouvement des cils qui l'entourent, se creusent mécaniquement un passage dans la substance molle du corps et en imposent alors pour des estomacs. Naturellement, l'existence d'organes de respiration et de circulation est, pour ce savant, plus qu'hypothétique ; à plus forte raison celle d'un système nerveux.

Entre ces deux manières d'envisager les microzoaires, vient se placer l'*école unicellulaire* qui reconnaît aux infusoires une membrane enveloppante et un contenu contractils, mais les assimile complètement aux éléments celluleux de nos tissus. L'organe signalé par Ehrenberg comme glande séminale devient le *noyau* de la cellule dans cette théorie qui, malgré toutes les objections qu'elle suscite, n'en est pas moins défendue par Meyen, Seibold, Koelliker, Cohn et Leuckart. Acceptée d'abord par la majorité des savants, elle

(1) Gleichen. Dissertation sur la génération des animalcules spermatiques et des infusoires. Paris, an VII.

(2) Ehrenberg. Les Animaux infusoires considérés comme des êtres organiques parfaits. Leipsick, 1838.

(3) Dujardin. Histoire naturelle des Infusoires. Paris, 1841.

fut vivement attaquée et à des points de vue divers par Perty, Lieberkuhn, Leydig, Claparède, Lachmann, Balbiani, etc.

Lorsqu'en 1852 M. Perty se prononça contre l'unicellularité des microzoaires, il les regarda comme résultant d'une *combinaison* de cellules n'ayant point atteint leur complet développement. Naturellement il ne voit aucune différentiation possible entre le parenchyme et les organes. Cette hypothèse, comme la précédente, n'est plus soutenable dans l'état actuel de la science ; la discussion ne porte plus aujourd'hui que sur des points de détail, la signification de tel ou tel organe, par exemple, mais nullement sur l'existence ou la non existence d'une organisation complexe.

Nous allons donc jeter un coup d'œil rapide sur les différents appareils qui font de ces animalcules, non plus un monde à part dans la série organique, trait-d'union entre le végétal et l'animal, mais des groupes naturels ayant des connexions plus ou moins intimes avec les autres invertébrés.

Le *système cutané*, par lequel nous débuterons, a été anatomiquement démontré par Cohn (1). Sous l'action de l'alcool, il vit la membrane externe de l'animal se détacher peu à peu et n'adhérer plus au parenchyme que par un petit cordon situé au niveau de la bouche. M. Claparède (2), qui répéta cette expérience avec l'acide chromique étendu, en constata la justesse et vit dans ce cordon un œsophage dont la surface est tapissée par une fine membrane, continuation de la *cuticule* générale.

Un certain nombre d'infusoires (3) possèdent une carapace plus ou moins solide, élastique, mais ordinairement

(1) F. Cohn. Von Siebold und Koll. Zeitschr. B. III, p. 257. V, p. 420.

(2) Ed. Claparède et Joh. Lachmann. Etudes sur les Infusoires et les Rhizopodes, tomes V et VI de l'Institut genevois.

(3) Euplotes. Coleps. Cothurnies. Vaginicoles.

non contractile, plus ou moins adhérente au corps, qui les rapproche des mollusques et leur donne quelquefois une résistance considérable aux températures. Les appendices que présentent à la surface de leurs corps les acinètes et les vorticellines, sont de même nature que le test.

Les microzoaires présentent tous des organes appendiculaires connus sous le nom de *cils* et de *flagellum* (1), et dont les fonctions se rapportent à la locomotion ou à la préhension des aliments. Les cils recouvrent toute la surface du corps ou sont limités à la face ventrale; ils rappellent au premier abord ceux des cellules vibratiles des animaux supérieurs, mais ces derniers sont en nombre fixe, ont un mouvement continu et ne sont pas comme eux soumis à la volonté. Nous rejetons donc l'assimilation que M. Claude Bernard (2) a voulu tout récemment encore établir entre les animaux inférieurs et les cellules vibratiles isolées.

On remarque souvent, autour de la bouche principalement, des cils plus forts que les autres, indépendants de ces derniers dans leurs mouvements et pouvant exister sans eux. Ces appendices, que l'on désigne sous les noms de cirrhes buccaux (3), marginaux (4) ou ventraux (5) suivant leur situation, présentent des mouvements plus lents que les autres. D'un autre côté, on constate sur la face ventrale des microzoaires marcheurs, des appendices particuliers connus sous le nom de *crochets* et souvent aussi des extrémités apla-

(1) D'où la division des infusoires en ciliés, flagellés et cilio-flagellés. Les microzoaires *ciliés* occupent le haut de l'échelle; les *flagellés* en forment le bas.

(2) Claude Bernard. Des mouvements chez les êtres vivants. Revue des cours scientifiques, 1864, p. 472.

(3) Vorticellines, Stentor.

(4) Oxytriques.

(5) Oxytriques.

ties en forme de rames, ordinairement immobiles, désignés par Ehrenberg sous le nom de *styles* (1) et dont la fonction est encore assez mal connue. Enfin, les infusoires sauteurs (2) sont munis de longs appendices ou *soies* qui n'entrent en mouvement qu'au moment où se produisent leurs bonds.

A l'intérieur de la cuticule ou membrane externe de l'animal, se voit le *parenchyme,* constitué par une substance granulée ou présentant une structure réticulée, fibreuse. Ehrenberg avait déjà attribué les mouvements ciliaires à l'action de muscles particuliers; M. Balbiani reconnaît dans l'organisme des infusoires un grand nombre de granulations musculaires, et M. Claparède n'hésite pas non plus avec raison, selon nous, à admettre la nature musculaire de cette membrane que l'on voit se contracter et déterminer la rétraction de l'animal.

La présence d'une *cavité digestive* chez les infusoires n'est aujourd'hui à l'état de doute pour personne; les opinions varient seulement sur sa disposition exacte. Pour Ehrenberg et M. Pouchet, elle est ordinairement constituée par des estomacs vésiculaires plus ou moins nombreux, possédant une forme et une structure déterminées; le nombre de ces poches est fixe pour chaque espèce (3), leur diamètre invariable (4).

(1) Stylonychies. Euplotes.

(2) Mallomonas. Euplotes.

(3) Les vorticelles ont de trente à quarante estomacs; les colpodes de vingt à trente.

(4) On peut constater l'exactitude de cette assertion en plaçant, à l'exemple de M. Pouchet, des infusoires sur de la batiste très-fine et en pressant légèrement celle-ci avec le compresseur, on obtient alors des mailles de 0mm10 à 0mm12, dans chacune desquelles on n'emprisonne généralement qu'un seul animalcule. Il est facile alors de répéter l'expérience de Gleichen et d'étudier le mode d'introduction de substances alimentaires préalablement colorées avec du carmin, par exemple, leur accumulation dans les estomacs et enfin leur expulsion à l'état d'excréments.

Contre cette théorie, Carus et Focke s'élevèrent en soutenant que les bols alimentaires étaient soumis dans le corps de l'animal à un mouvement de rotation incompatible avec la présence d'estomacs réunis par un intestin, mais M. Pouchet (1) a répondu à cette objection en montrant que la rotation de ces poches stomacales était due à une illusion d'optique et qu'on avait souvent confondu avec elle la gyration du vitellus des œufs contenus dans le corps de l'animal.

La multiplicité de ces estomacs n'a rien qui doive nous étonner, elle n'est pas exclusive aux infusoires; la larve du *cousin commun*, par exemple, possède une disposition analogue, ainsi que M. Pouchet l'a constaté (2).

Toutefois, sans tomber dans l'exagération de Dujardin (3), qui considérait, on le sait, ces cavités comme de simples vacuoles creusées à volonté dans la substance de l'animal et dépourvues de paroi propre; le fait de la polygastricité est encore, je ne dirai pas discuté, mais nié par quelques auteurs. M. Balbiani, entre autres, regarde l'appareil digestif des infusoires comme formé par une seule grande poche simple et indivise, à parois distinctes et plus ou moins éloignées ou rapprochées de l'enveloppe générale du corps (4). Nos observations personnelles ne nous permettent pas de nous ranger de cet avis, et, pour nous, la multiciplité des estomacs est un

(1) F.-A. Pouchet. Recherches sur les organes de la circulation, de la digestion et de la respiration des animaux infusoires. Comptes rendus de l'Ac. des Sc., 1848 13 novembre et 1849 15 janvier. — Hétérogénie, 1859, p. 417.

(2) « Chez ce diptère, l'intestin est enveloppé par une couronne de huit estomacs vésiculaires, ovoïdes, qui ne tiennent à celui-ci que par un canal imperceptible, et qui se remplissent de carmin, avec la même facilité que le font les vésicules stomacales des infusoires. » *Pouchet*, Comptes rendus, 1847. — Zoologie classique, t. II, p. 192, pl. XXI, fig. 1.

(3) Dujardin. Zooph. inf., p. 70.

(4) Balbiani. Recherches sur les phénomènes sexuels des infusoires. Journal de la physiologie de l'homme et des animaux, t. IV, 1861.

fait incontestable, du moins chez les infusoires tels que les colpodes et les paramécies.

Pour terminer ce qui a trait à l'appareil de la digestion, disons que les microzoaires possèdent soit une bouche et un anus, soit un seul orifice pour l'entrée et la sortie des aliments et que la bouche, ciliée ou non, est située tantôt à la partie antérieure du corps, tantôt sur l'un des côtés, mais ordinairement dans sa moitié antérieure.

Le *système respiratoire* est, chez ces animaux, fort peu développé, inconnu chez un grand nombre. La peau seule en tient ordinairement lieu ; d'autres, les vorticelles, par exemple, possèdent un appareil spécial décrit par M. Pouchet, une poche s'étendant dans presque toute la longueur du corps, véritable cavité branchiale couverte de cils vibratiles comme les branchies de certains mollusques (1). M. Claparède ne voit là, il est vrai, que le vestibule, la bouche et l'œsophage de l'animal, mais comment faire concorder cette hypothèse avec les dimensions de l'organe ?

Comme les animaux élevés, les infusoires possèdent un appareil de circulation consistant en un organe central ou cœur, d'où rayonnent des vaisseaux contractiles. Cet organe, que Spallanzani rattachait à l'appareil respiratoire, Ehrenberg au système génital et que Dujardin confondait avec les poches stomacales, a enfin reçu de Wiegmann, Pouchet, Claparède et Lachmann, sa véritable signification. Il consiste en vésicules contractiles situées ordinairement dans la partie du parenchyme voisine de la peau et est fort remarquable par ses mouvements de contraction et de dilatation séparés par des intervalles de repos variables suivant les espèces.

Ces vésicules, au nombre de une ou deux ordinairement (2),

(1) F.-A. Pouchet. Recherches sur les Organes, etc., fig. 2 A.

(2) Chez les *vorticelles* elle est unique, à parois distinctes, offre ordi-

représentent le cœur unique ou multiple des animaux élevés. Déjà formées dans l'embryon, elles s'y manifestent comme le *punctum saliens* des embryons ovipares et il est souvent facile d'en étudier les mouvements au travers des enveloppes (1). Chez les *paramécies* les vaisseaux qui en émergent leur donnent une apparence stelliforme fort remarquable. Spallanzani, tout en méconnaissant la signification de ces organes, avait déjà parfaitement remarqué l'alternance de leur systole et de leur diastole avec celles de la vésicule cardiaque (2).

La circulation chez les infusoires s'opère d'une manière toute particulière. Elle consiste dans un mouvement de va-et-vient continuel. En se contractant le cœur chasse le liquide nourricier dans les vaisseaux alors en diastole et ceux-ci, ve-

nairement $0^{mm}02$ de diamètre et présente en avant une sorte de conduit jaunâtre. Elle se remplit très-lentement, mais se vide subitement toutes les deux à six minutes. Dans les *colpodes*, où elle est unique également, elle a souvent $0^{mm}012$, $0^{mm}015$ et se contracte toutes les huit à dix secondes. Elles sont au nombre de deux chez les *dileptes*, où elles se contractent successivement et se présentent quelquefois en nombre plus considérable encore.

(1) M. Pouchet a étudié ce phénomène sur des œufs spontanés de *vorticelles*. Cette vésicule, dit-il, était proportionnellement moins volumineuse que sur les animalcules entièrement développés, et ses pulsations moins fréquentes. Ces œufs, alors totalement occupés par l'embryon, offraient $0^{mm}04$ et la vésicule contractile, qui était placée vers leur centre, présentait, dans son plus grand développement $0^{mm}005$. — Hétérogénie, p. 420.

(2) Quelques savants, MM. Balbiani et Coste entre autres, ne voient dans ces organes qu'un appareil *aquifère*. S'il en était ainsi, lorsque la vésicule contractile, qui est souvent très volumineuse, se contracte, on devrait remarquer un affaissement notable de l'animalcule, ce qui n'a pas lieu ; mais ce qui est plus significatif encore, elle ne se contracterait pas dans l'œuf et constamment elle s'y manifeste par des mouvements successifs de systole et de diastole. Il est vrai que Schmidt crut découvrir que ces vésicules contractiles communiquent avec l'extérieur, mais rien de positif ne justifie cette assertion que les faits précédents privent, au contraire, de tout caractère sérieux.

nant à leur tour à entrer en systole, le renvoient dans l'organe central, et ainsi de suite. M. Claparède compare ce mode de circulation à celui des salpes, tout en faisant remarquer avec raison que, chez ces animaux, le cœur bat plusieurs fois avant que le liquide nourricier revienne en arrière, tandis que chez les infusoires le liquide revient dans l'organe central après chaque contraction.

A l'exception des organes générateurs on ne connaît aucune glande proprement dite chez les microzoaires; la peau paraît seule chargée des autres *sécrétions.*

Ehrenberg ne peut accepter que des organismes aussi complets que ceux dont nous faisons l'histoire, soient dépourvus d'un *appareil nerveux,* et, pour lui, il existe. Toutefois, sa présence n'ayant encore été anatomiquement démontrée par aucun observateur, nous nous maintenons sur ce point dans la même réserve que M. Claparède, tout en reconnaissant chez les infusoires des phénomènes parfaitement volontaires et, par conséquent, un système au moins analogue au système nerveux. Il en est de même, selon nous, relativement aux végétaux. N'exécutent-ils pas des mouvements manifestes, partiels ou de totalité, et n'ont-ils pas le pouvoir de réagir sur les liquides auxquels on les soumet? Bien plus, les poisons végétaux qui, dans les deux règnes d'êtres vivants, déterminent la mort sans laisser aucune trace de leur action, ne révèlent-ils pas chez les plantes un appareil correspondant au système nerveux des animaux?

Pour compléter cette esquisse d'anatomie microscopique, il nous reste à parler des organes reproducteurs des infusoires. Leurs moyens de propagation sont multiples, ce qui nous explique le rôle énorme que jouent ces animaux dans la nature et comment, malgré leur ténuité extrême, ils ont, avec les siècles, constitué à eux seuls une partie de l'écorce terrestre.

Dans le mode de reproduction regardé comme le plus général, l'animalcule se divise, et chaque moitié devenue indépendante constitue autant d'infusoires nouveaux. Les micrographes qui ne voient dans les protozoaires qu'une sorte de gelée animée, ou, tout au plus, des organismes dont la structure n'est guère plus compliquée qu'une cellule, leur attribuent naturellement un procédé de multiplication dont l'existence est parfaitement démontrée pour la plupart des éléments anatomiques. Ceux, au contraire, qui reconnaissent en eux une organisation complexe, voient la plupart mille impossibilités à la réalisation générale de ce phénomène, le restreignent énormément et donnent de ce qu'ont vu les observateurs une toute autre explication.

La multiplication par division spontanée ou *scissiparité*, décrite d'abord par Abr. Trembley (1), a fait dans la suite l'objet de nombreux et importants travaux (2). Chacun des individus qui résulte de la scission longitudinale, transversale ou oblique de l'infusoire parent, se trouve dans cette théorie posséder une partie de ses organes et créer de toutes pièces ceux qui sont échus en partage à son frère. Les organes de la génération seuls font exception à la règle; ils se divisent et chacun en prend une partie.

(1) Trembley. Philos. transact., t. XLIII, p. 169, 1746.

(2) Nous signalerons comme étant les plus importants ceux de *Leuwenhoek*, de *Spallanzani*, de *Beccaria*, d'*Ehrenberg*, de *Stein* (*die infusionsthiere*, 1854), de *Lieberkuhn* (Mémoire présenté à l'Institut, 1858), de *Cienkowsky*, de *Claparède* et *Lachmann* (Muller's arch., 1856, p. 340).— Note sur la reproduction des infusoires (Ann. des sc. nat., zool., 4e série, t. VIII, 1857. — Etudes sur les infusoires et les rhizopodes, 1858-61), de *Balbiani* (Etudes sur la reproduction des protozoaires, du rôle des organes générateurs dans la division spontanée des infusoires ciliés. Journ. de la physiol. de l'homme et des animaux, janvier 1860). Parmi les auteurs qui ont regardé comme fort rare, mis en doute ou nié la fissiparité, nous rappellerons Ellis, Gleichen, J. Muller, de Blainville et Pouchet (Observations sur la prétendue fissiparité de quelques microzoaires. Comptes rendus, 1864, t. LVIII, p. 1079).

L'animal qui a le plus souvent figuré dans les observations de fissiparité, la *vorticelle* (1), est aussi celui sur lequel ont porté les recherches de ceux qui croient pouvoir la nier absolument comme phénomène normal (2). M. Pouchet reconnaît avoir observé, quoique rarement, des microzoaires inférieurs, paraissant se partager en deux parties; mais il assure que ce phénomène ne joue aucun rôle notable dans le peuplement des macérations récentes, et que mieux étudié, on reconnaîtra qu'il est fort rare. Jamais, en vingt années d'observation, il n'a pu rencontrer une seule vorticelle en train de se diviser.

Relativement au sectionnement de ces microzoaires, deux ordres de faits ont, selon lui, égaré les savants : les monstruosités et le parasitisme. Il croit que l'on a pris pour un commencement de scissiparité l'accolement tératologique de deux vorticelles, et pour une fin du même phénomène l'existence de deux vorticelles entièrement séparées et situées à l'extrémité de la même tige. Mais, pour lui, ce que l'on rencontre bien plus fréquemment, c'est le parasitisme de petites vorticelles libres cramponnées par leurs cils à la naissance du funicule d'individus adultes. Il n'en a toujours rencontré qu'une pour un de ceux ci, et la grande différence de volume entre les deux individus ne permet pas, dit-il, de soupçonner là une scissiparité. Jamais il n'a pu découvrir un seul de ces microzoaires à moitié divisé.

Nous avons insisté sur ce point parce que nos observations personnelles nous portent à croire que l'on a considérablement exagéré l'importance de ce phénomène, et qu'il est plus que téméraire de l'élever à la hauteur d'un fait général. M. Balbiani, du reste, a considérablement restreint

(1) Stein, loc. cit.

(2) Pouchet, loc. cit.

le cercle de la scissiparité, en soutenant que la division spontanée longitudinale avait le plus souvent été confondue avec un état d'accouplement.

Une autre variété de division spontanée, la reproduction par *gemmes* ou bourgeons, est également fort rare et restreinte à quelques groupes isolés d'infusoires (1), les vorticelles, par exemple. Elle a constamment lieu sur le corps même de l'animal et nullement sur leur pédicule, comme on l'a souvent prétendu. Ces bourgeons qui, au début, ne sont qu'un appendice du corps de leur parent, se munissent bientôt des organes propres à leur espèce et, de cette existence presque végétative, passent enfin à la vie indépendante.

Nous n'avons pas épuisé les divers modes de reproduction que peuvent nous présenter les infusoires ; ils se propagent également par des œufs, des embryons internes, et ce point de leur histoire est, pour nous, un des plus intéressants à connaître. Mais nous devons, auparavant, signaler les théories de Perty (2), de Stein (3) et de Steenstrup (4).

M. Perty admet chez les infusoires ciliés des corpuscules ou germes comparables aux spores des végétaux cryptogames et auxquels il donne le nom de *blasties*. Ces corps deviendraient libres après la mort de l'animal, lorsque la décomposition en dissocie les éléments.

Cette hypothèse peut être fort ingénieuse, mais elle ne

(1) Siebold. Manuel d'anat. comp., trad. par Spring et Lacordaire, 1850, p. 22. — *Claparède et Lachmann*. Etudes sur les infusoires et les rhizopodes, troisième partie, p. 236.

(2) Perty. Zur Kenntniss der Kleinsten Lebensformen, Bern, 1852, p. 67.

(3) Fr. Stein. Die infusionsthierchen auf ihre Entwicklungsgeschichte untersucht. Leipzig, 1854.

(4) Steenstrup. Traité de la génération alternante. — Uber den generationswechsel, oder Fortplanzung und Entwickelung durch abwechselnde generationen. Copenhague, 1842.

repose sur aucune base. On reconnaît un embryon à des caractères certains; à sa vésicule contractile, au mouvement de ses cils vibratiles, par exemple, et M. Stein, dans ses corpuscules, n'a rien vu de semblable, il avoue n'y avoir jamais aperçu même la plus petite trace de mouvement.

La théorie de la génération par *acinètes* (1), émise par Stein, a joui d'une plus grande célébrité. M. Pineau (2), en 1845, avait déjà admis une parenté entre les acinétiniens et les vorticellines; M. Stein, dix ans plus tard, décrivit leur métamorphose les uns dans les autres. Selon lui, les *vorticelles,* à un certain moment de leur existence, se contractent en boule et s'enkystent Elles se transforment alors en *acinètes* qui donnent successivement naissance à un nombre plus ou moins grand *d'embryons*. Ces derniers, formés un à un, déchirent le kyste qui entoure leur mère, nagent en liberté, finissent par s'attacher à quelque plante et là se transforment en vorticelles. Cette prétendue métamorphose, admise encore par MM. Carter et d'Udekem, a été réfutée par MM. Cienkowski, Claparède et Lachmann, et est aujourd'hui considérablement modifiée par son auteur lui-même. Les vorticelles ont un mode de développement spécial et les acinètes sont des animaux complets, leurs embryons deviennent des acinètes.

Dans l'hypothèse de Steenstrup, *la génération alternante,* il n'y a pas seulement métamorphose dans laquelle l'individualité subsiste sous ses formes différentes, mais production d'animaux ne ressemblant en rien à leurs parents et qui, eux ou leurs descendants, engendrent à leur tour des individus semblables au type primitif.

(1) Les *acinetiniens* sont des animaux qui, dans leur jeune âge, sont libres et pourvus d'organes de locomotion, mais qui, adultes, restent immobiles, fixés à des corps étrangers et sont munis de suçoirs.

(2) Pineau. Ann. des sc. nat., 3e série, t. III, 1845.

Un animal produit un œuf, de cet œuf sort un organisme différent du premier qui ne parvient pas à l'état adulte et donne, par gemmiparité, naissance à un nouvel individu qui ne ressemble à aucun de ceux qui l'ont précédé. Celui-ci peut en produire un troisième à organisation également spéciale, et ce dernier enfin reproduire immédiatement ou par métamorphoses le type primitif sexué (1). De nouveaux œufs surviendront alors, de nouvelles générations asexuelles leur succéderont et ainsi de suite. Il résulte de cette alternance de générations qu'un individu donné dans la série ne ressemble ni à sa mère ni à ses enfants, mais est semblable à son aïeul et à ses neveux. Toutefois, l'un quelconque de ces individus agames peut donner naissance à des rejetons semblables à lui et ceux-ci seulement, ou leurs fils, produire le type suivant.

Un grand nombre d'animaux sont regardés par les partisans de la digénèse comme se reproduisant par génération alternante. Les biphores, les ascidies composées, les naïs, un grand nombre d'entozoaires, d'échinodermes, d'acalèphes et de polypes sont dans ce cas, et suivant MM. Bory-Saint-Vincent, de Blainville et Paul Gervais entre autres (2), beaucoup de formes rangées parmi les infusoires ne sont probablement que des états particuliers de certaines espèces à métamorphoses ou à individus polymorphes (3). MM. Cohn

(1) Steenstrup a donné le nom de *nourrice* et Van Beneden celui de *scolex* à l'individu agame qui produit l'animal sexué. De même ils nomment *grand'nourrice* ou *proscolex* l'organisme dont la nourrice est issue; exactement comme on dit mère et grand'mère.

(2) Paul Gervais, De la métamorphose des organes et des générations alternantes, in-8°. Montpellier, 1860.

(3) Le phénomène de l'alternance n'est pas spécial au règne animal, il est étendu aux plantes. V. Steenstrup, Van Beneden, Owen, Dana, Lankaster, Thuret, Decaisne, Pringsheim, Tulasne, Leveillé, de Barry, Cœmons, P. Gervais, etc.

et Carter croient avoir rencontré ce mode de génération chez les volvox.

Un mode de multiplication beaucoup plus général que les précédents et qui complète l'analogie que nous avons signalée entre les microzoaires et les autres classes animales, c'est la *génération sexuelle*. Un grand nombre d'infusoires possèdent, en effet, les organes reproducteurs des animaux élevés : des glandes séminales, des ovaires.

Ehrenberg soutient qu'ils sont hermaphrodites dans le sens réel du mot, c'est-à-dire peuvent se suffire à eux-mêmes pour la fécondation; les recherches nouvelles de M. Balbiani tendent à prouver, au contraire, qu'un accouplement est de rigueur, et il décrit les phases diverses du phénomène.

A côté des organes dont nous avons déjà fait l'histoire, les infusoires ciliés possèdent dans le voisinage de leur tégument externe deux petis corps arrondis qui, sous le nom de noyau *(nucleus)* et de nucleole, ont attiré depuis Ehrenberg l'attention des micrographes. Le nucleus, regardé par lui comme une glande séminale, et, dans la théorie unicellulaire, comme un simple noyau de cellule (1), est décrit par Stein comme produisant les germes par bourgeonnement, gemmiparité, et par Balbiani, comme l'organe producteur des œufs, l'ovaire (2).

Mais la présence de petits vivants dans l'intérieur de certains infusoires ciliés, constatée récemment par Siebold (3),

(1) SIEBOLD. Lehrbuch der vergl, Anat. der Wirbellosen Tiere, 1845.

(2) BALBIANI. *Note relative à l'existence d'une génération sexuelle chez les infusoires.* Comptes rendus de l'Académie des sciences, séances des 29 mars et 30 août 1858, et Journal de Physiologie, n° 11 avril 1858, p. 347-52, pl. IV.

(3) DE SIEBOLD (Mémoire sur le Monostomum mutabile. Wiègmann's, arch., 1835, 1, p. 73).

Focke (1), Eckhard (2), F. Cohn (3), Oscar Schmidt (4), Stein (5), Lieberkühn (6), Claparède et Lachmann (7), ne pouvait s'expliquer que par un bourgeonnement interne, des phénomènes sexuels ou le parasitisme.

En parlant des embryons de l'*urnula epistylidis*, MM. Claparède et Lachmann émettent la pensée qu'ils peuvent aussi bien être rapportés à un végétal parasite (8), et M. Balbiani, dans son dernier mémoire, regarde comme des vibrions étrangers les filaments articulés qui se remarquent dans les organes reproducteurs *en dehors de l'époque de l'accouplement*. Il reconnaît les avoir à tort confondus pendant quelque temps avec des spermatozoïdes (9).

Les auteurs qui ont accepté la multiplication des infusoires par des embryons internes ont tous reconnu au nucleus un grand rôle dans ce phénomène. MM. Claparède et Lachmann émettent à ce sujet trois hypothèses : ou le nucleus, disent-ils, est un utérus dans lequel les embryons se développent, ainsi que Focke l'a prétendu, ou bien c'est un ovaire dans lequel les œufs se développent avant de le quitter ; ou bien, enfin,

(1) Focke (Amtl. Bericht der Naturforscherversamml, zu Bremen, 1844, p. 110).

(2) Eckhard (Wiegmann's archiv. 1846, B. 1, p. 227).

(3) F. Cohn (Von Siebold u. Koll. Zeitschr, t. III, p. 277).

(4) O. Schmidt (Froriep's Notiz. 1849, III R., B. IX, p. 7).

(5) Stein (Die Infusionsthiere auf ihre Entwickelungsgesch, untersucht. Leipzig, 1854, p. 244).

(6) Lieberkuhn (Uber Protozoen, von Siebold u. Koll. Zeitschr. 1857, B. VIII, p. 307).

(7) Claparède et Lachmann (Müller's Archiv. 1856, p. 340-398. — Note sur la reproduction des infusoires. Ann. sc. n., zool., 4e série, 1857, t. VIII, p. 221-244).

(8) Claparède et Lachmann, loc. cit., p. 257.

(9) Balbiani (C. R. t. XLVI, 1858, p. 628-632, et Recherches sur les phénomènes sexuels des infusoires. Journal de Physiologie, t. IV, 1861).

c'est un *embryogène* avec ou sans relation avec des fonctions sexuelles. Les récents travaux de M. Balbiani sont venus jeter un grand jour sur cette importante partie de l'histoire des microzoaires.

Muller, Gleichen et Ehrenberg avaient déjà signalé la présence d'œufs chez ces animaux, mais l'auteur des *Recherches sur les phénomènes sexuels des infusoires* rapporte, ce qu'ont vu ces observateurs, à des corpuscules de toute nature avalés par l'animal ou au nucleus lui-même, et, reconnaissant dans ce dernier organe le véritable ovaire, il le décrit communiquant au dehors par un oviducte et signale les phénomènes dont il est le siége. D'un autre côté, voyant dans le nucléole une glande sexuelle mâle, un testicule pourvu également d'un conduit excréteur, et, comme l'ovaire, s'ouvrant dans le voisinage de la bouche, il figure les zoospermes qui le remplissent à l'époque du rut. D'abord simple cellule à contenu granuleux, le nucléole en engendre bientôt un grand nombre dans lesquelles se développent ces animalcules fécondants (1).

Dans l'opinion de cet auteur, les infusoires s'accouplent pour se féconder et se servent à la fois et réciproquement de mâle et de femelle (2). Cet accouplement, pendant lequel ils se trouvent dans l'impossibilité absolue de prendre aucune nourriture, durerait de vingt-quatre heures à cinq ou six

(1) Il refuse de voir en eux les bâtonnets que John Muller, Lieberkuhn, Claparède et Lachmann avaient eux-même figurés. Toutefois, ces deux derniers observateurs font remarquer que les planches de M. Balbiani concordent tellement avec les leurs, publiées antérieurement, qu'on pourrait les échanger les unes avec les autres. Si donc, ajoutent-ils, M. Balbiani réussit à nous montrer, comme il l'annonce, que nos prétendus filaments spermatiques sont des parasites, il aura par le même coup démontré la nature parasitique des siens.

(2) L'état d'accouplement, dit-il, est celui qui est généralement décrit comme une division spontanée longitudinale.

jours et davantage ; le temps, en un mot, que le noyau et le nucléole qui, en dehors du rut, sont atrophiés au point souvent de devenir invisibles, se transforment en appareils reproducteurs sexuels, et amènent leurs produits à maturité. Pendant la durée de ce phénomène les animalcules se placeraient parallèlement l'un à l'autre, bouche contre bouche, et l'exsudation d'un liquide glutineux les viendrait en quelque sorte souder plus intimement encore. L'ovaire se compose d'abord d'une enveloppe membraneuse et d'un contenu granuleux ; celui-ci se transforme ensuite en ovules qui, après avoir acquis leur complet développement, se présentent sous la forme de petites sphères dont le volume est fixé et déterminé dans chaque espèce. Une fois fécondés et l'accouplement terminé, ces œufs sont émis au dehors, se développent et éclosent.

Toute séduisante que puisse paraître cette théorie, elle a rencontré un puissant adversaire dans M. Stein (1). Les travaux de ce savant ont, il est vrai, rendu encore plus évident le rôle testiculaire du nucléole, mais, ayant constaté également la présence de zoospermes dans le noyau, il émet l'opinion qu'une fois développés dans le nucléole, ces animalcules spermatiques se rendent dans cet organe pour le féconder, disparaissent et sont suivis d'une segmentation de l'organe qui détermine la formation des ovules.

Naturellement M. Stein ne voit dans le prétendu accouplement des infusoires qu'une division spontanée, une scissiparité et nie les phénomènes de copulation décrits par M. Balbiani. MM. Claparède et Lachmann, tout en se déclarant favorables à l'opinion de M. Stein, ne nient pas complétement l'accouplement, mais le regardent comme exceptionnel ainsi

(1) STEIN. Der organismus der infusionsthiere. I. Abth. Allg. Theilu. Naturgesch. der hypotrichen Infusionsthiere. Leipzig, 1859.

que la marche décrite par M. Balbiani dans les phénomènes de la copulation.

La mort, chez les infusoires, se produit de plusieurs manières. Tantôt les éléments qui les constituent se désagrégent subitement, entrent en *diffluence,* pour employer l'expression de Dujardin (1) ; tantôt ils *s'enkystent* avant de mourir, ou plutôt paraissent s'enkyster, car ils ne font simplement que changer de forme. Peu à peu l'animalcule s'immobilise, se contracte en boule, son cœur cesse de battre et son enveloppe cutanée se déchire.

De tous les modes de multiplication des infusoires que nous avons passés en revue, le mieux constaté jusqu'ici est incontestablement la reproduction sexuelle. Toutefois, les auteurs qui en ont étudié les phases sont tous d'accord qu'elle exige des conditions multiples. Ces conditions sont loin d'avoir toujours lieu et l'apparition des animalcules peut avoir une toute autre origine ; nous voulons parler de leur genèse sans ascendance, de la *génération spontanée,* comme on a coutume de l'appeler, de la *genèse spontanée hétérogénique* comme il faudrait dire pour être exact.

La matière organique, soumise à un certain ensemble de circonstances peut, dans cette théorie, donner naissance à des ovules, ceux-ci se développer en présentant les mêmes phénomènes que dans la génération sexuelle, éclore et se manifester sous des formes aussi diverses que les conditions de leur apparition peuvent être variables.

Lorsque la fermentation ou la putréfaction s'est manifestée au sein des substances en macération et qu'un dégagement de gaz, résultat de la décomposition, s'est produit et *a donné la mort aux infusoires qui pouvaient s'y trouver,* un autre phénomène apparaît ; une pellicule, d'une minceur

(1) Dujardin. Hist. nat. des infusoires. Paris, 1841. Introduction.

extrême d'abord, mais qui prend ensuite de la consistance, se forme à la surface du liquide. C'est la *pellicule proligère* de M. Pouchet, véritable cimetière où se trouvent bientôt entassés des myriades de cadavres et d'où surgit spontanément tout un monde. La membrane proligère des infusoires est l'analogue de l'ovaire ; c'est à même ses molécules que se forment les premiers linéaments de l'ovule spontané ; il est facile, avec quelque habitude, de suivre alors le groupement des granules vitellins, de voir ensuite les enveloppes de l'œuf apparaître et, par leur transparence, de reconnaître l'embryon à ses mouvements gyratoires, aux battements de son cœur et ensuite aux mouvements instinctifs, embryonnaires qui précèdent son éclosion. La membrane proligère est donc à l'ovule spontané ce que le tissu ovarique est à l'ovule maternel.

Spectacle imposant, de voir sous ses yeux un animal se former de toutes pièces, de voir ainsi le mouvement et la vie surgir de la matière morte et inanimée !

Pineau, Nicolet, MM. Pouchet, Joly, Musset, Wymann, Mantegazza entre autres, ont vu cette genèse spontanée s'opérer sous leurs yeux ; nous-même, nous l'avons plusieurs fois suivie dans toutes ses phases et nous pouvons, avec M. Schaaffhausen, affirmer qu'on peut voir les infusoires se produire aussi sûrement qu'on voit des cristaux se former dans une solution qui en contient les éléments.

Un savant cependant a protesté, M. Coste (1). Mais ses objections, répétition de ce qu'avait dit avant lui M. Claparède, ont été réfutées par l'auteur du *Traité de l'hétérogénie*. Nous demandons à l'illustre physiologiste la permission de l'y renvoyer ainsi que ceux qui ont, jusqu'ici, ajouté foi à ses opinions sans examen suffisant.

(1) Coste. Développement des infusoires ciliés dans une macération de foin. C. R , 1864, t. LIX, p. 149.

« Observations erronées, » avait bien également dit, incidemment, M. Pasteur (1) ; mais s'il s'était contenté de cette affirmation, il n'a jamais dit avoir regardé et n'avoir point vu ; nous lui laissons toute la responsabilité d'une assertion lancée aussi légèrement.

Toute la discussion est aujourd'hui réduite au diagnostic différentiel de l'ovule spontané et du kyste ; qu'on veuille donc bien ouvrir les yeux et regarder attentivement, il est impossible en effet de s'y méprendre et de confondre comme on le fait l'animal qui s'apprête à l'existence avec celui qui s'éteint et s'anéantit.

Le premier a une teinte pâle, transparente ; une enveloppe fine, à peine visible, régulièrement sphérique ; il présente une gyration régulière et de longue durée parfois avant l'apparition du *punctum saliens,* autrement dit, du cœur, et jusqu'à cette apparition seulement ; enfin, il est dépourvu de cils locomoteurs.

Le microzoaire enkysté, au contraire, présente des mouvements désordonnés, mais de quelques instants de durée seulement et produits par des cils ; son cœur va cesser d'agir et ses derniers battements accompagnent les dernières contractions de l'animal ; sa peau lui forme une coque épaisse, à contour irrégulier et munie de cils ; le kyste, enfin, présente une teinte plus foncée, beaucoup moins homogène, beaucoup moins transparente.

Que de différences ! Comment la confusion est-elle possible ? Elle l'est en effet parfois au premier abord, nous l'accordons ; mais un peu d'habitude suffit pour éclaircir tous les doutes.

Avec ces quelques mots sur l'oologie hétérogénique des

(1) Pasteur. Mémoires sur les corpuscules organisés qui existent dans l'atmosphère, in-8°, 1862, p. 105.

infusoires, nous terminons l'exposé succinct de leurs phénomènes biologiques.

La nature de ce mémoire ne nous permet pas d'énumérer ni de discuter les faits nombreux et de divers ordres qui tous concourent à la démonstration de la genèse spontanée hétérogénique ; nous devons ici nous borner à signaler ce mode d'apparition des microzoaires que nous nous proposons d'établir dans un travail spécial (1).

Par l'hétérogénie, nous avons assisté au passage de l'état organique de la matière à l'état organisé ; il nous reste, pour être complet, à signaler le passage de sa forme primitive, brute, inorganique, à l'état organisable.

Le passage de la matière brute à l'état organique, par le seul jeu des forces chimiques, est aujourd'hui surabondamment démontré par les belles expériences de MM. Wœhler et Berthelot (2). L'urée avait déjà été obtenue artificiellement par le premier de ces savants, lorsque, trente ans plus tard, M. Berthelot parvint, à l'aide des corps simples qui les constituent, à se procurer de l'acide formique, de l'alcool, des éthers, des corps gras, etc., jusqu'à des corps mêmes inconnus dans la nature organique. De son côté, M. Smée, en Angleterre, obtint dernièrement des substances organiques, de la fibrine et de la chondrine, par des procédés artificiels (3).

Un coin du voile qui nous cache l'origine de la vie sur notre planète se trouve donc soulevé ; l'apparition de la matière organique expliquée. Aussi, M. Phipson avait-il raison d'affirmer que *toute la matière organique existant en ce*

(1) Georges Pennetier. De la genèse spontanée hétérogénique, 1 vol. in-8.

(2) Marcellin Berthelot. Chimie organique fondée sur la synthèse. Paris, 1860.

(3) H. Smée. Proceding of the royal society. 1864, nº 65.

moment sur notre globe a été dérivée de la matière minérale, et que longtemps avant l'apparition d'êtres organisés, des composés organiques ont pu déjà se former (1).

La matière sous ce nouvel état peut, ainsi que nous l'avons vu, s'organiser; nous pouvons donc concevoir scientifiquement comment la vie a pu apparaître sur le globe.

Le caractère le plus saillant, le seul nécessaire de toute parcelle de substance organisée, est d'être constituée par des principes immédiats, nombreux, appartenant aux trois groupes suivants : des principes minéraux cristallisables ou volatils sans décomposition, comme l'oxygène, l'eau, la silice, les carbonates; des principes tenant à la fois de la matière minérale et de la substance organique proprement dite, comme l'acide urique, les alcaloïdes, les graisses; des principes enfin non cristallisables, mais coagulables, comme la fibrine et l'albumine. Or, ceux du premier groupe existent tout formés dans la nature; ceux de la deuxième classe peuvent, ainsi que nous l'avons vu, dériver de la matière inorganique par synthèse chimique, et, M. Smée, en créant artificiellement des substances organiques qui ne pouvaient se former, disait-on, que sous l'influence de la vie en activité, a mis hors de doutes la formation des principes de la troisième classe par la même voie.

La matière peut donc, en dehors de l'organisme, passer successivement de l'état inorganique à l'état organique ou *pseudo-organisé* de M. Baudrimont, *hemi-organisé* de M. Fremy, et de ce dernier état, dans lequel elle contient les éléments de l'organisme, à l'état organisé.

La mort et la putréfaction font ensuite retourner la matière organisée à la forme organique, et de là, à l'état pri-

(1) T.-L. Phipson. Protoctista, ou la science de la création au point de vue de la chimie et de la physiologie. — Journal de pharmacologie. Décembre 1861.

mitif minéral. Ces trois phases ascendantes et ce retour à la forme initiale constituent un cercle dans lequel, selon nous, tourne éternellement la matière ; car, tout est vie et transformation en ce monde, le repos seul n'existe pas.

Mais la science positive ne peut franchir les limites de ce qu'elle sait ; aussi, reste-t-elle muette encore sur le mode d'apparition des êtres supérieurs, animaux ou végétaux. Les expériences, qui jusqu'ici ont été entreprises, n'ont eu pour résultat que la production d'œufs d'animalcules d'un volume excessivement restreint, d'une organisation relativement fort minime.

Devons-nous en trouver la cause dans les conditions mêmes de nos expériences et accepter que dans des conditions autres, dans des milieux plus vastes ou peut-être différents, les œufs dont proviennent les plantes et les animaux supérieurs ont pu prendre spontanément naissance ? Faut-il accepter la création spontanée de l'œuf de l'éléphant, de la graine du palmier, en nous fondant sur ce qu'un simple ovule, quelques rares molécules, sont le point de départ des uns comme des autres, ainsi que le pensent quelques hétélogénistes actuels ? Quelqu'ingénieuses que soient ces hypothèses, nous n'avons pas le droit de les élever à la hauteur d'un fait.

Les animaux supérieurs ne sont-ils, enfin, que l'infime monade transformée par les siècles et les révolutions telluriques, comme le pensait Lamarck ? C'est possible, mais on ne doit se laisser convaincre que lorsque l'on possède des preuves suffisantes pour convaincre les autres, et tel n'est pas ici notre cas.

Rouen.—Imp. Lapierre.

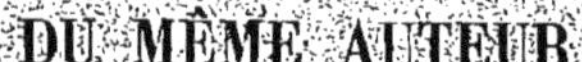

DU MÊME AUTEUR

De la Gastrite dans l'Alcoolisme, in-4°, 1865.

Mémoire sur une tumeur ostéoïde dans le cerveau. (Union méd. de la Seine-Inférieure, t. 1, p. 155, et t. 2, p. 117. — La pièce anatomique est déposée au Musée Dupuytren sous le n° 60 F, des Maladies du Cerveau.)

De la Reviviscence et des Animaux dits Ressuscitants, in-8°, 1860.

Mémoires sur les Rotifères, les Tardigrades et les Anguillules des Toits (Ami des Sciences, 1859 et 1860. — Société de Biologie, mai et juillet 1859.)

Examen critique de la loi de production des Sexes de M. Thury, ses rapports avec les lois de la science corrélative. (Mémoires du Congrès médico-chirurgical de France, 1865).

Visite au Jardin des Plantes, 1 vol., 1857.

Note sur la Fécondation du Michauxia campanuloïdes. (Bull. Soc. cent. d'Horticulture de la Seine-Inférieure, 1865.)

www.ingramcontent.com/pod-product-compliance
Ingram Content Group UK Ltd.
Pitfield, Milton Keynes, MK11 3LW, UK
UKHW020405250726
13967UKWH00006B/2482